Dr Pierre BERGERET

Médecin stagiaire au Val-de-Grâce

Travail du Laboratoire de Thérapeutique de la Faculté
de Médecine de Lyon

CONTRIBUTION

A

l'Etude de l'Aspirine

(Ether acétique de l'Acide salicylique)

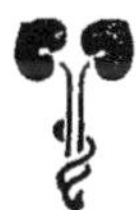

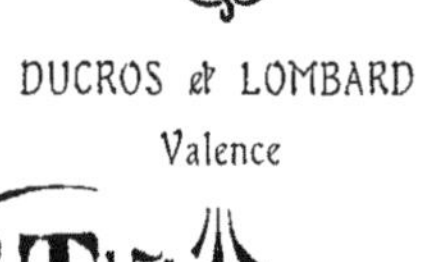

DUCROS et LOMBARD

Valence

CONTRIBUTION

A

L'ÉTUDE DE L'ASPIRINE

(Ether acétique de l'Acide salicylique)

Travail du Laboratoire de Thérapeutique de la Faculté
de Médecine de Lyon

CONTRIBUTION

A

l'Étude de lAspirine

(Éther acétique de l'Acide salicylique)

par

le Dr Pierre BERGERET

Médecin stagiaire au Val-de-Gráce

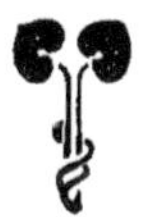

VALENCE

IMPRIMERIE DUCROS & LOMBARD

41, Rue du Tunnel, 41

1907

A MON PÈRE ET A MA MÈRE

Je dédie ce modeste travail,
faible témoignage d'une bien
tendre affection et d'une infi-
nie reconnaissance.

A MON FRÈRE

A MON AMI LE DOCTEUR A. CLARET

A TOUS CEUX QUI ME SONT CHERS

A mon Président de Thèse

Monsieur le Professeur PIC

PROFESSEUR DE THÉRAPEUTIQUE A LA FACULTÉ DE MÉDECINE DE LYON

MÉDECIN DES HOPITAUX

A mes Maitres de la Faculté

A mes Maitres

DE L'ÉCOLE DU SERVICE DE SANTÉ MILITAIRE

INTRODUCTION

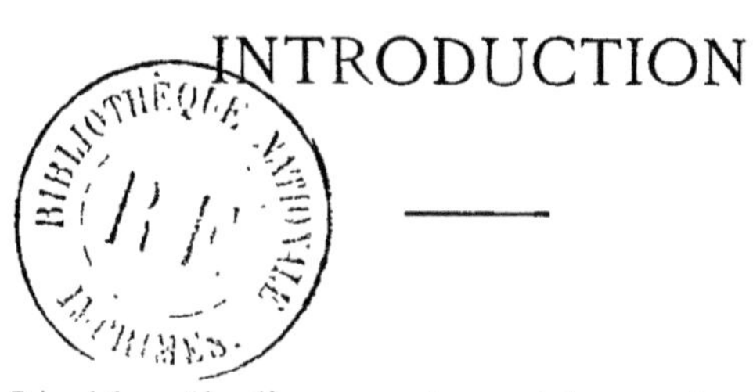

L'acide salicylique, qui possède un très grand pouvoir antithermique et analgésique, présente les gros inconvénients de congestionner le rein, d'être très toxique en quantités un peu fortes, la dose thérapeutique est très voisine de la dose toxique, et d'être enfin, du moins d'après Germain Sée, « un mauvais compagnon pour le cœur ». Aussi la plupart des cliniciens ne l'emploient qu'avec réserve et n'utilisent que son action antirhumatismale.

L'aspirine, combinaison de l'acide salicylique avec l'anhydride acétique, offre les mêmes propriétés thérapeutiques que l'acide salicylique, et n'en a pas les inconvénients.

Découverte il y a quelques années seulement, elle a suscité de nombreux travaux, surtout à l'étranger, et elle est actuellement d'un usage fréquent en thérapeutique.

Suivant les conseils de Monsieur le Professeur Pic, nous allons commencer par étudier l'aspirine au point de vue chimique et physiologique, puis nous essaierons de montrer les avantages que l'on peut tirer de son emploi en clinique, et dans une dernière partie nous aborderons quelques points particuliers de son action thérapeutique.

Mais avant d'entrer dans l'exposé de notre sujet, nous tenons à assurer de notre vive reconnaissance M. le Professeur Pic, qui, aprés nous avoir fait le grand honneur de nous confier ce sujet de thèse, a bien voulu nous réserver le plus bienveillant accueil dans son service à l'Hôtel-Dieu et au Laboratoire de Thérapeutique. Nous sommes fier de pouvoir mettre ces quelques pages sous la haute autorité de son nom.

CONTRIBUTION
à
L'ÉTUDE DE L'ASPIRINE
(Ether acétique de l'Acide salicylique)

PREMIÈRE PARTIE

I

Historique

Les premiers travaux sur l'aspirine datent de 1899. Ses propriétés physiques et chimiques, son action physiologique furent successivement étudiées par Dreser et Wohlgemuth, en Allemagne, par Filippi, en Italie et par Floeckinger, aux Etats-Unis.

Bientôt après, elle passa dans le domaine de la clinique, grâce à plusieurs travaux parus à l'étranger. Parmi eux nous devons citer ceux de Wohlgemuth, de Witthauer, de Gravitz, de Weil et de Liesau, en Allemagne, ceux de Lengyel et de Ketly, en Autriche, et ceux de Luis Serrate, en Espagne.

Par une communication faite en juin 1900 à la *Société Médicale des Hôpitaux de Paris,* Rénon et Latron la firent connaître en France.

II

Etude chimique

Sous le terme d'aspirine on désigne l'éther acétique de l'acide salicylique, dont le nom véritablement chimique est acide acétylsalicylique.

Cette substance s'obtient en faisant agir l'anhydride acétique sur l'acide salicylique.

L'acide salicylique est un acide aromatique possédant à la fois les propriétés acides et les propriétés phénoliques. Il a pour formule :

$$C^6 H^4 \diagup \begin{matrix} CO\ OH \\ OH \end{matrix}$$

dans laquelle CO OH représente la fonction acide et OH la fonction phénolique.

Si l'on substitue à l'H de la fonction phénolique le radical acétyl CO CH^3, on obtient la formule de l'acide acétylsalicylique :

$$C^6 H^4 \diagup \begin{matrix} CO\ OH \\ O\ CO\ CH^3 \end{matrix}$$

L'aspirine cristallise en fines aiguilles blanches, fusibles à 135°. Elle est peu soluble dans l'eau froide, dans l'eau à 37° elle ne se dissout que dans la proportion de 1 pour 100, mais elle est facilement soluble dans l'alcool et l'éther. Sa saveur est légèrement âcre et acide et n'est nullement désagréable.

Elle n'est que très lentement décomposée par les acides. Par contre les alcalis dilués la dissolvent et la dédoublent rapidement en ses éléments constituants. Comme elle ne donne pas avec le perchlorure de fer la coloration violette, que prend au contraire l'acide salicylique en présence des sels ferriques, on peut aisément rechercher, à l'aide de cette réaction, quel est le temps nécessaire à la libération de l'acide salicylique, lorsque l'aspirine se trouve d'une part en milieu acide, et d'autre part en milieu alcalin. Dreser a pu montrer ainsi que l'acide chlorhydrique ne décompose en 210 minutes que 0 gr. 0672 d'acide acétylsalicylique, tandis qu'une solution alcaline en décompose 0 gr. 396 en 2 minutes. La quantité d'aspirine décomposée en milieu acide en 2 minutes ne représente donc que la 565e partie de la quantité décomposée par la solution alcaline. C'est là la propriété chimique fondamentale de l'aspirine.

III

Etude Physiologique

Absorption et Elimination. — Expérimentant sur lui-même, Dreser, d'Elberfeld, constata que 22 minutes après l'ingestion de 1 gramme d'aspirine, on commençait à obtenir dans l'urine la réaction violette de l'acide salicylique avec le perchlorure de fer. Une décomposition tout au moins partielle de l'acide acétylsalicylique s'était donc déjà produite.

Poursuivant ses expériences, Dreser rechercha si de l'aspirine non décomposée pouvait être éliminée avec l'urine. Pour cela il précipita l'urine avec du perchlorure de fer, puis filtra et lava le précipité avec une solution de perchlorure de fer, jusqu'à ce que la liqueur filtrée ne présentât plus de coloration violette. Les acétylésalicylates, ainsi que les benzoates et les hippurates alcalins, donnent un précipité couleur isabelle avec les sels ferriques, la limite de précipitation est aux environs d'une dilution de 1 pour 400. A ce précipité il ajouta de la soude caustique et porta le tout à l'ébullition. De cette façon, si une quantité notable d'aspirine était passée en nature dans l'urine, son acide salicylique aurait été mis en liberté et décelé par la réaction du perchlorure de fer. Comme cette réaction fut toujours négative, il put donc conclure que si de l'acide acétylsalicylique non décomposé était éliminé avec l'urine, ce n'était qu'en une quantité très faible, qui n'était plus précipitable par les sels ferriques.

Douze heures après l'ingestion de l'aspirine Dreser n'obtint plus avec l'urine la réaction de l'acide salicylique. A ce moment l'élimination était donc complètement terminée.

Il est à remarquer que l'aspirine, comme l'acide salicylique, exerce une certaine influence sur les échanges nutritifs. La quantité d'acide urique excrétée par un sujet qui a absorbé de l'aspirine est toujours en effet un peu plus forte que celle qu'il excrète normalement.

Dans une communication faite en janvier 1900, à l'Académie de Médecine de Florence, Filippi a exposé une très intéressante étude comparée de l'aspirine et du salicylate de soude. A la suite d'expériences pratiquées sur des grenouilles, puis sur des lapins, il est arrivé à conclure que l'absorption de l'aspirine se fait légèrement moins rapidement que celle du salicylate de soude, mais la différence n'est que de quelques minutes. Son élimination est au contraire beaucoup plus lente que celle du salicylate. 77 heures après avoir administré par la voie buccale 3 grammes d'aspirine à un lapin, Filippi aurait pu obtenir dans l'urine la réaction caractéristique de l'acide salicylique, tandis que 48 heures après l'ingestion de la même quantité de salicylate de soude cette réaction disparaissait de l'urine.

Filippi remarqua également que la réaction donnée par l'urine était moins prononcée que celle fournie par la synovie. L'aspirine s'élimine donc de préférence par la surface articulaire.

Cette lenteur de l'élimination aussi bien par l'urine que par la synovie, et cette intensité d'élimination par le liquide synovial constituent à l'aspirine deux propriétés très importantes au point de vue de son action thérapeutique.

Décomposition de l'aspirine dans le tube digestif. — En étudiant les propriétés chimiques de l'aspirine nous avons vu qu'elle n'était que très lentement décomposée par les acides. Nous pouvons en déduire que dans le milieu acide représenté par le suc gastrique il ne sera mis en liberté qu'une très faible quantité d'acide salicylique insuffisante pour attaquer la muqueuse gastrique. Ce fait a d'ailleurs été vérifié expérimentalement par Wohlgemuth et après lui par Floeckinger. Ce dernier, après avoir fait ingérer à des cobayes o gr. 5o d'aspirine, constata que le suc gastrique ne donnait avec le perchlorure de fer qu'une très légère coloration violette.

Cette réaction était au contraire intense dans le liquide très alcalin qu'est le suc intestinal. 35 minutes après l'ingestion cette réaction pouvait être obtenue, mais 3 heures après elle était bien diminuée d'intensité, ce qui montrait qu'une grande partie de l'acide salicylique était déjà passée dans le sang.

Les résultats obtenus par Wohlgemuth avec les digestions artificielles sont en tous points semblables.

Action de l'aspirine sur la circulation. — Si les salicylates exercent une action dépressive sur le muscle cardiaque, l'aspirine par contre relève le travail du cœur. Cette constatation a été faite par Lengyel, et après lui par Dreser et Impens, au moyen de circulations artificielles effectuées sur des grenouilles, et à l'aide d'expériences sur le cœur de grenouille isolé.

Combemale et Petit, de Lille, ont mesuré avec le sphygmomanomètre de Potain la tension artérielle de différents sujets avant et après l'ingestion de un gramme d'aspirine. Voici, contenus dans ce tableau, les résultats auxquels ils sont arrivés :

	Avant	1 heure après	2 heures après
D. Eugène	18	presque 19	19
A. Rosalie	17	18	18
H. Jeannette	16	18	18
C. Adeline	16	16	19
N. Henri	19	presque 20	20
L. Eugène	16	18	18

Le premier sujet était sain, les quatre suivants étaient tuberculeux, le dernier était un cancéreux. Il y a donc toujours une légère augmentation de la tension artérielle dans l'heure et durant les quatre heures qui suivent l'ingestion de l'aspirine.

Pour Chidichimo de Florence, qui a expérimenté sur des chiens et des lapins, l'aspirine rythme et régularise les contractions du cœur. Elle réduit de quelques pulsations la fréquence du pouls.

Action sur la respiration. — A la suite de ses expériences, Chidichimo est également arrivé à conclure qu'à doses thérapeutiques et même à doses un peu plus fortes l'aspirine est sans aucune influence sur la respiration. Pour voir survenir des troubles respiratoires il faut soumettre l'animal à des doses élevées, à des doses toxiques. Alors la respiration se ralentit et devient superficielle. Si l'animal succombe, son thorax conserve une attitude d'inspiration plus ou moins prononcée.

Action sur les sécrétions. — C'est un point sur lequel ont insisté Rénon et son élève Carré. Chez les fébricitants l'aspirine, même à dose moyenne, amène des sudations, intenses chez les uns, plus modérées chez les autres. Ces sueurs ne s'accompagnent ni de frissons, ni d'aucun malaise. Et, fait trés important, malgré cette sudation, les urines ne sont pas diminuées. Elles sont abondantes, claires, sans albumine provoquée. Si elles étaient rares et chargées, elles augmentent de quantité et deviennent claires et limpides.

En un mot, contrairement à la plupart des antipyrétiques, qui ferment le rein, l'aspirine à doses thérapeutiques favorise la diurèse en même temps que la diaphorèse.

Action sur les muscles lisses. — L'aspirine, suivant Chidichimo, exerce une action caractéristique sur les muscles lisses. Sous son influence les contractions de l'estomac, de l'intestin, de la vessie et de l'utérus deviennent plus lentes et moins énergiques. Si l'on donne à un animal des doses thérapeutiques le rythme et la régularité des contractions de ces organes ne subissent aucun changement. L'arythmie et l'irrégularité ne surviennent qu'à la suite d'ingestions de hautes doses. L'influence de l'aspirine est la même sur l'utérus à l'état de vacuité, gravide et puerpéral. Jamais elle ne provoque la tétanisation. Comparant le salicylate de soude et l'aspirine, Chidichimo a noté que le salicylate de soude ne diminue pas l'énergie des contractions de l'utérus, et qu'il ne ralentit ses contractions que d'une façon beaucoup moins marquée que l'aspirine à dose égale.

Action sur la température. — D'après Combenale et Petit, chez l'homme sain l'aspirine n'abaisse pas la température de façon appréciable.

De nombreuses expériences ont été faites à ce sujet par Chidichimo, qui lui non plus n'a jamais observé une modification notable de température avec des doses thérapeutiques. De hautes doses seules peuvent amener au bout d'une heure un abaissement de température de 0,3° à 0,4°.

Nous ne parlerons pas ici des effets de l'aspirine chez

l'homme fébricitant, c'est un point que nous aborderons dans le chapitre réservé à l'étude clinique de ce médicament.

Toxicité. — L'aspirine est peu toxique pour les animaux à sang froid. Pour nous en rendre compte nous avons plongé des petits poissons, des vairons, dans des solutions à 1,5 pour 1000 d'aspirine, d'acide salicylique, d'antipyrine, de cryogénine et de sulfate de quinine. Les poissons immergés dans les solutions d'acide salicylique, de cryogénine et de sulfate de quinine ne survécurent que quelques heures. Les vairons plongés dans les solutions d'aspirine et d'antipyrine succombèrent seulement le troisième jour, à peu de distance l'un de l'autre (le poisson placé dans la solution d'antipyrine résista une demi-heure de plus que celui qui avait été mis dans la solution d'aspirine).

Pour les animaux à sang chaud la toxicité de l'aspirine est également très faible. La dose mortelle pour un cobaye est de 1 gramme 5 par kilogramme suivant Floeckinger. Avec cette dose le pouls ne tarde pas a être petit et rapide, la respiration devient superficielle, alternativement lente et rapide, et la mort survient au bout de peu de temps par paralysie du cœur. A l'autopsie on trouve la muqueuse du duodénum et de l'intestin grêle fortement hypéremiée, en certains endroits elle présente des taches ecchymotiques. Les reins sont très congestionnés et les urines contiennent de l'albumine.

La dose donnée comme mortelle par Chidichimo est beaucoup moins élevée que celle qui est indiquée par

Floeckinger. Aussi avons-nous essayé de déterminer de nouveau ce coefficient de toxicité. D'après nos expériences le chiffre de Floeckinger serait plutôt un peu faible. Pour tuer un cobaye il nous a toujours fallu une quantité d'aspirine variant entre 1 gr. 5 et 1 gr. 6 par kilogramme d'animal.

L'aspirine est donc peu toxique, aussi bien pour les animaux à sang chaud que pour les animaux à sang froid.

Pour étudier les effets de l'intoxication par l'aspirine, Floeckinger en absorba jusqu'à 9 grammes en deux prises successives. La première dose, de 5 grammes, lui occasionna de la céphalée et des bourdonnements d'oreilles. Une heure après il absorba la seconde dose, de 4 grammes, sa température s'abaissa, la fréquence de son pouls s'accrut, et il eut une sensation d'éclairs devant les yeux. Au bout de 35 minutes ces phénomènes disparurent et il survint de nouveau une violente céphalée et des bourdonnements d'oreilles, qui persistèrent durant 16 heures. Puis des sueurs profuses apparurent et tout rentra dans l'ordre.

Causticité. — Les expériences que nous avons faites sur les poissons afin de rechercher le degré de toxicité de l'aspirine, nous ont également montré qu'elle n'a qu'une faible action caustique. Tandis que les nageoires des poissons plongés dans la solution d'acide salicylique prenaient rapidement une teinte laiteuse, celles des poissons immergés dans la solution d'aspirine présentaient seulement le deuxième jour une légère opalescence. Contrairement à l'acide salicylique, au salicylate de soude, l'aspirine par elle-même n'exercera donc sur la muqueuse gastrique qu'une action faiblement irritative. Pour devenir réellement irritante pour cette muqueuse il faudrait qu'elle mît en liberté dans l'estomac une certaine quantité d'acide salicylique, ce qui ne se produit pas ainsi, que nous l'avons vu précédemment.

DEUXIÈME PARTIE

I

Etude clinique

Action spécifique. — L'aspirine possède une action nettement spécifique à l'égard du rhumatisme articulaire aigu.

Nous n'insisterons pas sur cette question, qui a déjà été traitée par Liron, en 1900, et par Genglaire en 1902. Nous nous contenterons de mentionner que Wohlgemuth, Witthauer, Lengyel, Habermann, Ketly, Liesau, Rénon, Comby et nombre de cliniciens actuellement la préfèrent au salicylate de soude dans le traitement du rhumatisme articulaire aigu, parce qu'elle ne déprime pas le cœur et n'occasionne pas d'accidents secondaires, tels que nausées, vertiges, bourdonnements d'oreilles, qui rendent intolérable pour certains malades l'usage du salicylate de soude.

Comme l'aspirine s'élimine plus lentement par l'urine que le salicylate de soude et d'une façon plus intense par la synovie, il ne sera donc pas nécessaire de la donner à d'aussi fortes doses que le salicylate. La quantité le plus souvent employée est de 2 grammes, mais on peut aller jusqu'à 3 grammes par jour. On doit la prescrire à doses fractionnées de o gr. 3o à prendre toutes les deux heures. D'après Comby on peut donner aux enfants trois ou quatre doses de o gr. 25 par jour.

Action analgésique. — En tant qu'analgésique, l'aspirine trouve de fréquentes utilisations en thérapeutique.

Contre les manifestations douloureuses du rhumatisme chronique, goutteux ou d'ordre trophonévrotique, elle est particulièrement recommandée par Tessier et Roque (1). Dans plusieurs cas de rhumatisme chronique goutteux nous nous sommes bien trouvé de faire prendre pendant quinze jours tous les trois mois une dose quotidienne de 1 gr. 5o d'aspirine.

Dans des rhumatismes musculaires, dans des lumbagos et des torticolis, nous avons également obtenu de bons résultats avec 1 gr. 5o par jour.

Nous ne parlerons pas ici du rôle joué par l'aspirine dans le traitement des pseudo-rhumatismes infectieux. Nous consacrerons à cette question un chapitre spécial.

Wolfberg, Darier, Maurizi, ont employé l'aspirine avec succès comme analgésique et comme traitement étiologique, dans les affections oculaires d'origine rhumatismale dans l'iritis et le glaucome en particulier. Habermann l'a ordonnée contre les douleurs des accès de goutte aiguë. Seifert de Wurzbourg, contre celle de

---

(1) Traité de Brouardel et Gilbert. Article : *Rhumatismes.*

la goutte chronique. Ce dernier cite le cas d'une malade, qui, atteinte de goutte chronique, prit presque tous les jours pendant trois ans 1 à 2 grammes d'aspirine sans aucun inconvénient et toujours avec la même action favorable.

Grawitz, Brunner, Lemière, de Lille, l'ont prescrite contre les douleurs violentes qui accompagnent si souvent la grippe. Les résultats ont été excellents, et aujourd'hui l'administration de l'aspirine, à la dose de 1 gramme, est devenue l'un des meilleurs modes de traitement de la grippe, où elle agit non seulement contre la douleur, mais aussi contre la fièvre.

Dans les névralgies du trijumeau, dans les névralgies intercostales et sciatiques, elle a été donnée par Lehmann, Goldberg, R. Weil, Lemière, Genglaire, qui ont obtenu de bons résultats avec des doses de 2 à 3 grammes.

Goldberg et Weil en ont encore fait usage, à la dose de 2 grammes par jour, pour combattre les douleurs du cancer du rectum et les douleurs tabétiques.

Enfin, Witthauer l'a utilisée contre les douleurs de la myélite, Valentin contre celles du sarcome, et Capri contre les douleurs osseuses de la syphilis.

En somme, la plupart des manifestations douloureuses sont justiciables d'un traitement par l'aspirine, qui est certainement l'un des meilleurs analgésiques.

Nous ajouterons que l'aspirine, en tant que médicament nervin, sédatif du système nerveux, a été donnée dans le diabète par Von Noorden. Et Gaston Lyon, dans son *Traité de Thérapeutique*, s'exprime ainsi à ce sujet : « L'aspirine, à la dose de 2 à 3 grammes par

« jour, a été employée dans le diabète nerveux et a
« parfois réduit la glycosurie dans des proportions con-
« sidérables. »

Action antithermique. — Les propriétés antipyrétiques de l'aspirine ont été étudiées par Carré, en 1901.
Nous serons donc bref sur cette question.

Luis Serrate a été le premier à mettre en évidence
l'action antithermique de l'aspirine. Dans plusieurs cas
de fièvre typhoïde il a obtenu, avec une dose de
1 gramme toutes les six heures, un abaissement rapide
et marqué de la température, sans jamais avoir à constater de collapsus.

Ce pouvoir antithermique fut ensuite observé par
Liesau dans divers cas de pleurésie.

Quelque temps après, en juin 1900, Rénon et Latron
faisaient, à la *Société Médicale des Hôpitaux de Paris*,
une communication intitulée : *De l'action de l'aspirine
sur la fièvre des tuberculeux*. Cette action était bientôt
confirmée par Combemale et Petit, qui citent les bons
effets de l'aspirine, à la dose quotidienne de 1 gramme,
chez les tuberculeux fébricitants, dont elle abaisse la
température et relève la tension artérielle. Enfin Carré,
en 1901, sous l'inspiration de Rénon, formulait dans sa
thèse les conclusions suivantes : « L'aspirine a une
« action indéniable sur la fièvre des tuberculeux, mais
« cette action ne sera utilisable qu'autant que le com-
« portera l'état du malade, et cela lorsque le traite-
« ment hygiénique sera inefficace, ou ne pourra être
« institué. »

Depuis, comme antithermique, elle a été fréquemment recommandée, principalement par Rénon. On l'utilise avec de bons résultats dans l'érysipèle, la pneumonie, la pleurésie, la gangrène pulmonaire et les congestions pleuro-pulmonaires. Dans la grippe, ainsi que nous l'avons déjà vu, elle agit à la fois comme analgésique et comme antipyrétique.

Action diurétique et diaphorétique. — Contrairement à la plupart des antipyrétiques, l'aspirine augmente la diurèse, c'est du moins ce que nous a montré l'étude physiologique. Elle ne sera donc nullement contre-indiquée chez les malades présentant de l'albuminurie.

Rénon l'a même donnée comme antithermique, dans un cas de néphrite aiguë chez un homme qui avait 40°8 de température et 5 grammes d'albumine par litre. 2 grammes d'aspirine administrés par doses fractionnées firent tomber la température à 37° 5, la diurèse augmenta et la quantité d'albumine diminua, Rénon conclut de ce fait que l'on peut utiliser l'aspirine avec prudence, même chez des sujets dont le filtre rénal est en mauvais état.

En qualité de diurétique et de diaphorétique, elle a été employée dans les cas d'épanchements dans les séreuses. C'est ainsi que Floeckinger, Witthauer, Grawitz, Friedeberg l'ont prescrite avec succès dans des cas de pleurésie et d'ascite, Liesau dans un cas de pleurésie double et de péricardite, Pecharmant et plusieurs autres dans des cas d'hydarthrose. Pour Nusch, l'aspirine n'aurait pas d'influence notable sur la pleurésie avec épanchement, mais il la considère par contre comme un véritable spécifique de la pleurite sèche des tuberculeux. D'après ce qu'il nous a été permis de constater dans le service de M. le professeur Pic, nous croyons pouvoir nous ranger à l'opinion de Nusch.

L'Aspirine en Gynécologie et en Obstétrique.— Dans le chapitre consacré à l'étude physiologique de l'aspirine, nous avons dit quelle était l'heureuse influence de ce médicament sur l'utérus. En clinique, son action dans les affections utérines n'est pas moins efficace.

R. Weil le premier, en 1900, s'est servi de l'aspirine en gynécologie chez une malade qui souffrait depuis trois mois d'une façon intolérable d'un cancer utérin. Deux prises de 1 gramme en 24 heures réussirent à rendre supportables ses douleurs.

Depuis, ses indications en gynécologie ont été précisées. Elles sont bien établies en particulier dans un travail de F. Merkel, de Nuremberg, paru en 1905. « Parmi les maladies gynécologiques, dit cet auteur, « se trouve en première ligne le cancer inopérable de « l'utérus. Les douleurs tiraillantes, térébrantes, s'irra- « diant de sacrum, traversant le bassin dans sa profon- « deur, qui tourmentent les pauvres malades, les « privant de repos et de sommeil le jour et la nuit, qui « contribuent à augmenter l'anorexie, sont de celles « surtout dans lesquelles l'aspirine déploie dèjà à « petites doses son action calmante. Dans la blennor- « rhée aiguë, qui a remonté par les trompes dans le « péritoine et a causé des péritonites aiguës, j'ai donné, « continue-t-il, pendant 8 jours avec un très bon résultat

« 1 gramme d'aspirine 2 fois par jour. Le repos
« nocturne a été rétabli d'une façon excellente par une
« association avec o gr. 5o de véronal. J'ai même pu
« observer l'action calmante sur les douleurs avec
« o gr. 6o d'aspirine trois fois par jour dans un cas
« d'anciennes adhérences, qui allaient de l'utérus au
« rectum et au bord gauche du bassin et qui étaient
« attribuables à une ancienne blennorragie ayant
« évolué presque sans symptôme. Plusieurs coli-
« ques menstruelles dues à l'anémie, qui n'avaient
« pas cédé à la salipyrine, si efficace ailleurs, ont été
« essentiellement améliorées par 1 gramme d'aspirine
« donné deux ou trois fois à une heure d'intervalle. »

L'aspirine trouve également plusieurs applications
en obstétrique.

Merkel relate trois cas de tranchées très douloureuses
chez des multipares, qui furent calmées par l'aspirine
à la dose de 3 grammes donnés en trois fois à des
intervalles d'une heure.

A la Clinique Obstétricale de Lyon, M. le Professeur
Fabre remplace comme analgésique l'antipyrine par
l'aspirine chaque fois que les malades présentent de
l'albuminurie.

Chidichimo n'a jamais pu déceler d'acide salycilique
dans le lait de la femme, à la suite d'ingestion d'aspirine. C'est donc un médicament de choix pour les
femmes qui nourrissent.

Tout récemment (1) le docteur Crofton de Sutton-
Bridge, a rapporté deux cas de vomissements incoerci-

---

(1) *Semaine Médicale.* 26 juin 1907.

bles de la grossesse, qui furent arrêtés rapidement à l'aide·de l'aspirine administrée au moment des repas aux doses de o gr. 5o à o gr. 6o, alors que tous les autres moyens thérapeutiques avaient échoué. Dans un troisième cas, où les vomissements étaient symptomatiques d'une péritonite tuberculeuse, il obtint également un parfait succès.

L'aspirine dans les Cardiopathies. — La question de savoir si l'on peut donner de l'aspirine aux malades atteints d'affections cardiaques est encore discutée. Certains, et ce sont les plus nombreux, ne voient aucun inconvénient à l'emploi de l'aspirine dans les cordiopathies, d'autres, au contraire, en font une contre-indication.

L'aspirine est très caustique, très peu irritante pour la muqueuse gastrique. Ce n'est qu'exceptionnellement qu'elle provoque des troubles stomacaux. Or, d'après le Professeur Soulier, seuls les médicaments qui ont des effets nauséeux peuvent exercer une action fâcheuse sur le cœur.

Nous pouvons donc conclure de cette loi que les cordiopathies ne constituent nullement une contre-indication a l'usage de l'aspirine.

C'est d'ailleurs ce qui est vérifié à la fois physiologiquement et cliniquement.

Physiologiquement, nous avons vu que l'aspirine, contrairement au salycilate de soude, loin de déprimer le cœur, relève au contraire la tension artérielle.

Cliniquement, nombre de praticiens la donnent journellement à des malades atteints d'affections cardiaques.

Nous nous souvenons notamment de deux cas très intéressants qui se sont présentés au mois de juin 1907 à la Clinique Médicale Infantile de Lyon. Deux petites malades étaient entrées pour des rhumatismes articulaires aigus, elles avaient également l'une une insuffisance mitrale, l'autre une péricardite. M. le Professeur Weill prescrivit de l'aspirine, qui les soulagea rapidement, sans déterminer aucun accident du côté de l'appareil circulatoire.

Contre-Indications. — Deux accidents occasionnés par l'aspirine se trouvent signalés dans la littérature médicale. Le premier est relaté dans la *Gazette des Hôpitaux* (1) : Poubawski administra à un artério-scléreux, âgé de soixante-quatre ans, avec insuffisance mitrale compensée, 0,60 cg. d'aspirine contre des courbatures, qui disparurent en effet. Mais immédiatement après survinrent des phénomènes secondaires graves ; la langue se tuméfia au point de gêner la parole ; la face (surtout les lèvres et les paupières), les oreilles et le cuir chevelu se tuméfièrent également et prirent une coloration rouge. La rougeur s'étendit aussi sur le cou, le tronc et les membres. L'exanthème scarlatiniforme était prurigineux, température, 38° ; pouls, 100. Pas de glycosurie, ni d'albuminurie. Quelques heures après la tuméfaction diminua et l'éruption pâlit. Le lendemain il y eut de nouveau exacerbation de tous les phénomènes, sauf la température, qui resta normale. Nouvelle amélioration le soir. Le surlendemain les mêmes

____

(1) *Gazette des Hôpitaux*. 15 avril 1905.

manifestations se renouvelèrent, mais furent beaucoup moins accusées. Le quatrième jour, le malade était complètement rétabli.

Le second accident imputable à l'aspirine a été observé par le Docteur Fischer, de Luxembourg (1). Celui-ci fut appelé auprès d'une jeune fille de seize ans, qui depuis plusieurs années était atteinte d'une anémie extrême, et avait de fréquentes épistaxis. Quelques jours auparavant elle avait été prise d'une crise de rhumatisme articulaire aigu, se manifestant surtout aux genoux. Le médecin traitant avait prescrit une dose quotidienne de 4 à 5 grammes d'aspirine. Il s'était alors produit une sudation intense et des épistaxis beaucoup plus abondantes que de coutume, qui avaient nécessité un tamponnement. Le docteur Fischer supprima l'aspirine, et les hémorragies cessèrent complètement.

Ces deux accidents ne sont nullement surprenants, si l'on se rapporte à ce que nous avons dit en étudiant l'action de l'aspirine sur la circulation. Tous deux doivent être attribués à l'hypertension qu'occasionne toujours ce médicament. Le premier cas, où la dose prescrite, 0,60 cg., était très faible, contre-indique formellement l'emploi de l'aspirine chez les artérioscléreux. Le second, où la dose administrée était exagérée, montre seulement que chez les malades sujets aux hémorragies on ne doit user de l'aspirine qu'avec prudence.

---

(1) *Archives Internationales de Laryngologie*. Août 1905.

II

Posologie et mode d'emploi

Les premiers cliniciens, qui ont utilisé l'aspirine, ont eu tendance à la prescrire à des doses élevées. Mais il semble bien établi actuellement qu'il est inutile de dépasser une dose maxima de 3 grammes pour les adultes, de 1 gramme pour les enfants. En étudiant les différentes applications cliniques de l'aspirine nous avons indiqué quelle était sa posologie dans chaque cas particulier, nous n'y reviendrons donc pas ici.

L'aspirine peut être donnée sous forme de cachets. Mais si l'on veut avoir une action rapide, il vaut mieux la faire prendre dans un peu d'eau sucrée, ou dans une infusion chaude de thé ou de tilleul.

En lavements, ses effets n'ont jamais été bien appréciables.

Les alcalins, le bicarbonate de soude en particulier, ne doivent pas être prescrits en même temps que l'aspirine, car ils détermineraient un dédoublement dans l'estomac. Au contraire, on se trouvera bien dans certains cas d'hypochlorhydrie de la donner dans de l'eau un peu aiguisée d'acide chlorhydrique.

Enfin, on ne doit pas la faire prendre immédiatement après les repas.

Tout récemment, A. Martinet a consacré dans « *La Presse Médicale* », un article sur un mode spécial d'administration de l'aspirine (1). Il a constaté que chez

---

(1) A. MARTINET. Comment il faut administrer l'aspirine. « Presse Médicale », 2 novembre 1907.

les débiles, les hyposthéniques, ce médicament exerçait parfois une action sudorifique excessive pouvant s'accompagner de lypothimie. Il recommande donc, lorsqu'il s'agit de ces malades, de ne commencer à donner qu'une dose faible, o gr. 5o, de façon à tâter la tolérance du sujet, de faire prendre l'aspirine avec une infusion chaude antisudorifique, telle l'infusion de sauge, et de l'associer au besoin à un toni-cardiaque correctif, la caféine par exemple à la dose de o gr. o5 à o gr. 10. On pourra formuler :

> Caféine.   .   .   .   o gr. o5 à o gr. 10
> Aspirine   .   .   .   o gr. 5o

pour un cachet; 3 à 4 dans les 24 heures. A prendre avec une tasse d'infusion chaude et sucrée de sauge.

TROISIÈME PARTIE

L'Aspirine dans les Pseudo-Rhumatismes Infectieux

Dans sa thèse parue en 1902, Genglaire qualifiait l'aspirine de « pierre de touche » du rhumatisme articulaire aigu. L'aspirine, selon lui, n'aurait pas d'influence appréciable sur les pseudo-rhumatismes infectieux, de telle sorte que dans les cas d'arthropathies infectieuses l'action de l'aspirine serait un élément de diagnostic différentiel entre le rhumatisme franc et les pseudo-rhumatismes. Cette assertion ne paraît plus exacte aujourd'hui. Dès 1903 en effet, Ardin-Delteil, de Montpellier, publiait deux cas de pseudo-rhumatismes infectieux, l'un blennorrhagique, l'autre érysipélateux, qui furent promptement calmés par l'aspirine. Nous reproduirons du reste dans un moment ces très intéressantes observations. Maystre observait en même temps dans le service du Professeur Forgue un rhumatisme infectieux gonococcique monoarticulaire du poignet gauche inefficacement traité par d'autres moyens, et qui cédait en quelques jours à l'aspirine. Ce qui montrait que ce médicament pouvait agir même sur les pseudo-rhumatismes monoarticulaires à type plutôt d'arthrite.

Plus récemment, au mois de novembre 1906, les docteurs Hallé et Weill Hallé, de Paris, faisaient à la *Société de Pédiatrie* une communication sur le traitement du rhumatisme scarlatin par l'aspirine. Ils eurent à traiter dans le service du Professeur Grancher 14 cas de rhumatisme scarlatin. Dans les 3 premiers cas ils donnèrent du salicylate de soude, dont l'action fut à peine sensible. Ils eurent « alors recours à l'aspirine dans les 11 autres cas. » Les résultats, disaient-ils, lors de cette communication, ont été surprenants. Au bout de 24 heures, 36 heures au plus, la fièvre tombait et les douleurs cessaient. La dose d'aspirine employée a toujours été très faible. Nous avons donné 1 gramme souvent o gr. 5o, parfois o gr. 25 également. » Et au cours de la discussion, qui suivit cette communication Guinon reconnaissait les bons effets de l'aspirine dans les pseudo-rhumatismes infectieux et dans les angines douloureuses grippales ou rhumatismales. Richardière de son côté affirmait son efficacité dans les arthropathies consécutives aux injections de sérum antidiphtérique.

Nous allons reproduire maintenant un certain nombre d'observations de malades, qui, atteints de pseudo-rhumatismes infectieux, ont été traités et guéris par l'aspirine. Dans deux des cas les malades, après avoir eu une poussée aiguë de pseudo-rhumatismes présentèrent par la suite du rhumatisme chronique.

Contre celui-ci l'aspirine fut également employée, elle n'amena certes pas la guérison, mais du moins procura aux malades un grand soulagement.

———

OBSERVATION I

(Ardin-Delteil. Montpellier Médical, 20 septembre 1903.
Rhumatisme blennorragique)

H. C. 21 ans, entre dans la salle Combal, lit N° 1, le 34 mai 1903.

Il y a douze jours, cet homme a vu apparaître une blennorragie contractée quelques jours auparavant. Il a voulu la couper avec du santal à haute dose. Résultat : depuis 4 jours douleurs articulaires ayant débuté par les 2 genoux, ayant envahi ensuite les 2 poignets, respectant les hanches, les épaules, le cou-de-pied. Le genou droit est très volumineux, tuméfié, légèrement douloureux. L'épanchement articulaire excessif est moins inflammatoire que dans le rhumatisme franc.

Fièvre légère, oscillant autour de 38°.

Pas de lésions cardiaques.

On ordonne 3 grammes de salol, on prescrit l'enveloppement au salicylate de métyle.

L'état reste stationnaire jusqu'au 5 juin. A ce moment se produit une poussée plus douloureuse, céphalée vive, malade abattu, cœur : 1er bruit soufflé ; 2e bruit dur, éclatant, la température tend à monter pour atteindre 38°6 le 8 juin.

A ce moment, on prescrit 3 grammes d'aspirine. Dès le

lendemain matin chute thermique à 37°5. Le malade souffre moins, la céphalée a disparu.

Le 10 juin, la température est à 36°6 le matin, 37°2 le soir.

Les genoux sont dégagés, moins douloureux, moins distendus.

Les bruits anormaux disparaissent à l'auscultation du cœur.

L'amélioration s'accentue les jours suivants.

Le 13 juin, on réduit l'aspirine à 2 grammes.

Le 14 la température remonte à 37°.

Le 16 elle est à 38°. On redonne 3 grammes d'aspirine, la température tombe au-dessous de 37°.

A ce moment la provision du médicament est épuisée à la pharmacie et l'on est obligé de le supprimer pour le remplacer par du salol. Les douleurs reviennent, le gonflement aussi, et la température oscille entre 37° et 38° jusqu'à la reprise de l'aspirine, qui est continuée jusqu'à la guérison.

Le 4 juillet le malade sort guéri.

Observation II

(Ardin-Delteil. Montpellier Médical, 20 septembre 1903.
Rhumatisme érysipélateux).

Math... soldat au 122° de ligne, entre le 1ᵉʳ juin 1903 au service des contagieux pour un érysipèle de la face.

Le 6 juin l'érysipèle se propage au cuir chevelu, occasionnant une recrudescence de la fièvre.

Le 9, le malade sent ses poignets devenir extrêmement douloureux, il ne peut leur faire exécuter le moindre mouvement ; puis c'est le tour des épaules, enfin les hanches, les genoux se prennent.

Le 10, les épaules et les poignets restant principalement atteints, surtout l'épaule et le poignet droit, les chevilles, le cou-de-pied deviennent aussi tuméfiés et douloureux. La température oscille entre 38° et 39°.

Le cou est tuméfié, douloureux à la palpation, comme si la thyroïde participait à l'infection générale.

Le 1er bruit du cœur est mou, presque disparu.

On prescrit 3 grammes d'aspirine.

Le lendemain bien-être général, température à 37°.

L'action a été instantanée.

Le 12, température à 36°2, 36°7. On diminue l'aspirine à 2 grammes.

Immédiatement la température s'élève ; le 13 au soir, elle est à 38°, les douleurs, le malaise sont revenus.

Le 14, on remet l'aspirine à 3 grammes ; le soir la température est à 37° et 24 heures après, la courbe thermique passe au-dessous de 37°.

L'état se maintient bon, quand le 20 juin, on se voit obligé de cesser l'aspirine, dont la provision est épuisée à la pharmacie.

Tous les phénomènes douloureux et la fièvre, l'abattement reparaissent.

On donne 4 grammes de salicylate de soude.

L'action est nulle. La fièvre, les douleurs persistent ; il y a un contraste frappant, entre l'action absolument inefficace du salicylate de soude, et celle de l'aspirine.

Le salol agit un peu mieux (1er juillet), mais la sédation définitive et la guérison complète ne surviennent qu'après la reprise de l'aspirine, le 8 juillet.

OBSERVATION III

(Hôtel-Dieu de Lyon. Service de M. le Professeur Pic.
Rhumatisme blennorragique polyarticulaire).

B... D... 3o ans, plâtrier, entre le 16 octobre 1906, salle
Ste-Marie, lit N° 16.

Père, âgé de 71 ans, atteint d'hémiplégie droite. Mère
morte de maladie de cœur.

3 frères et 1 sœur bien portants, 2 frères morts en bas âge.

A 24 ans blennorhagie avec orchite consécutive. A 26 ans
chancre induré.

Ethylisme. — Il présente des tremblements et a souvent
des cauchemars.

Il y a un mois, il contracta une nouvelle blennorragie et se
fit deux injections. L'écoulement persiste encore maintenant.
Il y a 6 jours, il ressentit de vives douleurs au pied droit. Le
lendemain le pied gauche devint à son tour douloureux.
Actuellement on constate du gonflement au niveau des cous-
de-pied, qui sont rouges et chauds. L'articulation du poignet
droit est également atteinte.

Rien au cœur ni aux poumons.

Température 37° 6.

On donne au malade une dose quotidienne de 1 gr. 5o
d'aspirine. Les douleurs articulaires cèdent rapidement à ce
traitement.

L'état général du malade n'étant pas satisfaisant, il reste
encore quelque temps à l'hôpital, puis est envoyé à Long-
chêne, en convalescence.

Deuxième séjour, 10 février 1907. — Depuis sa sortie de
l'hôpital, le malade a maigri de 6 kgs., il a eu des sueurs
nocturnes et s'est mis à tousser.

A l'examen de l'appareil respiratoire, on note des symptômes de tuberculose au sommet des deux poumons.

15 mai 1907. — On constate une grande amélioration du

côté des poumons. Mais le malade se plaint de douleurs articulaires au niveau des genoux et des articulations tibio-tar-
siennes. Il n'y a pas de gonflement.

L'aspirine à la dose de 1 gr. 5o par jour, amène un grand
soulagement.

6 juin 1907. -- L'état général continuee à s'améliorer. Le
malade se plaint de nouveau de douleurs au cou-de-pied
droit. On ne constate ni gonflement, ni rougeur, ni chaleur.
On a donc affaire à une arthrite chronique. Ces douleurs sont
encore néanmoins très atténuées par l'aspirine.

Observation IV

*(Recueillie à l'hôpital de Grenoble, dans le service de
M. le Docteur Gauthier. Pavillon Chatain, salle n° 2o, lit n° 6.
Rhumatisme tuberculeux).*

R... Jean, 43 ans, cordonnier entre à l'hôpital le
22 octobre 1906 pour tuberculose pulmonaire. Son père serait
mort de sénilité, sa mère d'affection cardiaque.

Rien de particulier à signaler dans ses antécédents personnels. Il n'a jamais eu jusqu'ici de rhumatismes.

Au mois d'avril 1906, il commença à s'amaigrir et à
s'affaiblir. Puis il se mit à tousser et eut deux hémoptysies.

A son entrée à l'hôpital, on constata à l'examen de
l'appareil respiratoire, des symptômes de tuberculose, à la
deuxième période, au sommet du poumon droit.

En août 1906, il fut pris de douleurs articulaires dans les
deux genoux, qui devinrent tuméfiés, rouges et chauds.
Il ressentit également des douleurs dans les articulations de
l'épaule et du coude gauches.

Pendant 15 jours on lui donna une dose quotidienne de 1 gramme d'aspirine. Les douleurs des genoux furent très diminuées, celles de l'épaule et du coude disparurent complètement.

En juillet 1907 les douleurs redevinrent vives et gênèrent la marche. A l'examen on ne nota qu'un peu d'empâtement, sans rougeur, ni chaleur. Il s'agit donc d'un rhumatisme tuberculeux chronique. Néanmoins ces douleurs furent atténuées par l'aspirine, administrée pendant 15 jours à la dose quotidienne de 1 gr. 50.

Observation V

(Service de M. le Professeur Weill, à la Charité.
Rhumatisme Scarlatin).

M... Pierre, 29 ans, gardien de la paix, entre le 5 octobre 1905 à la Charité.

Père est mort à 56 ans d'une pneumonie.

Mére 62 ans, bien portante.

Un frère mort à 22 ans de méningite.

Pas d'alcoolisme, pas d'antécédents personnels nerveux. Le malade a eu en 1906 un rhumatisme articulaire aigu passé depuis et à maintes reprises des angines peu graves et des embarras gastriques.

Le malade a eu une indigestion le 1er octobre avec des douleurs à la déglutition. Le 2 et le 3 il a eu des vomissements biliaires nombreux et une céphalée intense généralisée dans toute la tête. Le 4 le malade s'est purgé et a eu des frissons. Depuis le 3 l'éruption avait fait son apparition. Le malade est entré hier à la Charité. À l'examen le malade est agité, fièvreux. Plus de céphalée, ni de douleurs à la déglutition. La langue est couverte de mucosités et rouge, l'amygdale droite est hypertrophiée ; mais le malade prétend qu'il en est ainsi depuis un abcès qu'il a eu précédemment à cet endroit. L'exanthème est à peu près complètement disparu. Le malade se plaint de douleurs articulaires aux deux poignets et aux deux mains.

Température, 39°2, le 5 octobre au soir, 38°8, le 6 octobre. Urines, pas d'albumine.

Le malade se plaint de ses voisins, auxquels il reproche de l'insulter. Il demande à changer de salle et ne pouvant contrôler ses dires immédiatement on le fait changer de salle.

Comme traitement on lui donne 3 grammes de salicylate de soude.

8 Octobre. — Le malade va plus mal. Il a du rhumatisme articulaire à toutes les jointures, surtout du côté droit. La main droite est enflée, la jambe et la cuisse droites sont très douloureuses.

Le malade a repris un peu de céphalée localisée surtout dans la région frontale de la tête. De plus il crache abondamment et ces crachats ont une teinte rouge paraissant renfermer un peu de sang : d'ailleurs le malade a le nez quelque peu obstrué et respire difficilement.

Température, 39°4 le 7 octobre au soir, 38°3 le 8 octobre. Urines. — Gros disque d'albumine.

Après renseignements pris, il est évident que les dires du malade au sujet de ses voisins sont faux. Il a dû avoir des hallucinations. Au reste le malade raisonne encore drôlement aujourd'hui.

Souffle et râles fins à la base gauche en arrière. Cœur, bruits un peu faibles, réguliers, sans souffle.

Le pouls est assez fort, 128 pulsations à la minute.

Impotence du membre supérieur droit due à une douleur dans l'épaule qu'il ne sent pas au repos, le coude et le poignet ont été touchés. Le membre inférieur droit est très touché ; on constate du gonflement et de la douleur du genou et du cou-de-pied, le malade a très souvent des régurgitations nauséeuses ; la colonne vertébrale est sensible, le malade tourne difficilement la tête.

Il a encore eu ce matin des hallucinations auditives.

Traitement. — On remplace le salicylate de soude par 3 grammes d'aspirine.

9 octobre. — Le malade a eu une nuit assez agitée, il a eu des vomissements nombreux accompagnés de coliques. Il a eu plusieurs crises de délire. Ce matin le malade est plus calme. Il a eu plus d'aisance dans les mouvements. Pourtant il a encore eu une hallucination. Les douleurs ont beaucoup diminué, il peut bouger sa jambe, s'assied tout seul. Pouls, 120. Rien au cœur. La congestion pulmonaire a disparu, de même que la raideur de la nuque. A vomi abondamment 2 fois cette nuit, a eu 2 selles diarrhéiques dans la nuit et ce matin 4 selles diarrhéiques.

Le traitement par l'aspirine est continué.

10 octobre. — Le malade est moins agité, plus abattu. Il a toujours de la céphalée, que seules les applications de glace parviennent à calmer. Les douleurs articulaires se sont localisées à l'épaule, au coude et au poignet droits. Les yeux sont moins vagues qu'hier. Les crises d'hallucination n'ont pas reparu. Le malade a eu 3 selles diarrhéiques cette nuit, aucune ce matin. Encore quelques coliques. Température, 39°2 le 9 octobre au soir, 38°6 ce matin.

Le traitement par l'aspirine est continué, on fait en outre des applications de mésotane.

11 octobre. — Des douleurs articulaires ont apparu à l'épaule et au poignet gauches. Elles persistent toujours aux autres localisations du côté droit, mais moins fortes.

Même traitement que précédemment.

13 octobre, — Amélioration de l'état général et des phénomènes nerveux. La diarrhée a disparu. Hier, pas de vomissements, ni de délire, mais élévation de température corres-
pondant à une poussée articulaire dans les genoux.

15 octobre. — La courbe thermique est descendue en
2 jours à 37°. Il ne persiste qu'une légère douleur à l'épaule
gauche. Diarrhée, vomissements et délire n'ont pas reparu.
Le malade ne se plaint plus que d'une sensation générale de
lassitude.

Le malade sort complètement rétabli le 10 novembre.

Nous avons tenu à reproduire en entier cette observation, car, comme celles de Hallé et de Weill-Hallé, elle
montre bien que, dans le rhumatisme scarlatin, l'aspirine est d'une parfaite efficacité, alors que le salicylate
de soude ne donne aucun résultat.

Observation VI

(*Service de M. le Professeur Pic, à l'Hôtel-Dieu.*

Rhumatisme septicémique).

P..., Henri, 25 ans, boucher, entre le 14 octobre 1907 à
l'Hôtel-Dieu, salle Sainte-Marie, lit n° 19, pour des douleurs
articulaires.

Père mort de pneumonie. Mère bien portante. 1 frère et
1 sœur bien portants.

Personnellement bonne santé dans l'enfance. Pas d'adénite.
Pas d'otorrhée. 3 ans de service militaire en France. Une
blennorragie, il y a un an. Actuellement, après des excès

alcooliques, le malade constate quelquefois le matin une goutte au méat. Pas de syphilis.

Il y a quinze jours, à la suite d'une piqûre de la main gauche, le malade eut de la lymphangite de la main et du bras. Il était complètement guéri depuis deux jours, lorsqu'il sentit des douleurs assez vives accompagnées de tuméfaction au milieu de l'articulation métacarpo-phalangienne du pouce gauche.

En même temps, il ressentit des douleurs assez vives dans les masses sacro-lombaires. Huit jours après le début de ces accidents articulaires, c'est-à-dire le 13 octobre, l'articulation tibia-tarsienne gauche fut envahie à son tour.

Actuellement malade d'apparence robuste.

L'articulation du pouce est maintenant guérie.

Les douleurs lombaires ont également cessé.

Au niveau du pied gauche on constate une tuméfaction du dos du pied et de l'articulation tibio-tarsienne. La peau est chaude et légèrement rouge à ce niveau. Douleurs très vives. Pas de douleurs articulaires ailleurs. Rien aux articulations sterno-claviculaires.

Pas d'angine.

Quelques sueurs.

Langue saburrale. — Constipation depuis cinq jours.

Rien au cœur.

Rien aux poumons.

Rien à signaler du côté du système nerveux ni du côté de l'appareil génito-urinaire.

Ni sucre, ni albumine dans les urines.

Température : 39°.— Pouls : 110.

19 octobre. — Les phénomènes douloureux et la fièvre persistent malgré 5 grammes de salicylate de soude. M. le Professeur Pic remplace alors ce dernier par l'aspirine, à la

dose quotidienne de 3 grammes, à prendre toutes les 2 heures par cachets de o gr. 3o.

21 octobre. — Le malade souffre bien moins. Températurature : 38°.

22 octobre. — Les douleurs continuent à diminuer. Température : 37°.

3o octobre. — Le malade ne souffre presque plus.

OBSERVATION VII (*personnelle*)

(*Rhumatisme erysipélateux*)

R... Léon, 46 ans, menuisier.

Père mort à 64 ans, d'une affection cardiaque.

Mère morte à 58 ans, de pneumonie grippale.

A une bonne santé habituelle. En mai 1895 il a été atteint d'un érysipèle de la face, qui ne s'accompagna d'aucune manifestation articulaire aiguë.

Le 8 avril 1907 de nouveau il prend un érysipèle de la face, qui évolue normalement, lorsque le 27 avril, la rougeur et la tuméfaction de la face étant presque complètement disparues, il ressent de vives douleurs au niveau des genoux et du cou-de-pied droit.

Le 28 avril les douleurs augmentent encore d'intensité et les deux poignets se prennent à leur tour. Les articulations atteintes sont augmentées de volume, rouges et chaudes. Aux genoux on a un choc rotulien net.

Température 39°. Pouls 110.

Le malade prend dans la journée 3 cachets de o gr. 5o d'aspirine.

Le lendemain les douleurs ont notablement diminué. Le malade prend la même quantité d'aspirine que la veille.

Le surlendemain les douleurs ont complètement disparu au niveau des poignets et du cou-de-pied droit. Seuls les genoux sont encore un peu tuméfiés et légèrement douloureux, mais sous l'influence d'une nouvelle dose de 1 gramme d'aspirine, ils reviennent à leur tour à l'état normal le 1er mai.

II

L'Aspirine dans la Migraine

Parmi les nombreux auteurs qui ont formulé les indications de l'aspirine, nous n'en avons trouvé qu'un seul Goldberg, qui ait relaté quelques cas de migraine, où l'aspirine fut employée avec succès. Et nulle part, dans aucun traité de thérapeutique, on ne range l'aspirine parmi les antimigraineux.

Nous avons eu l'occasion d'utiliser ce médicament dans maints cas de migraine. Toujours il a été bien toléré et presque toujours son efficacité a été rapide et parfaite.

Cette rapidité de son action doit même faire penser qu'elle agit non pas comme traitement étiologique, comme traitement de la diathèse arthritique que Trousseau voit dans toute migraine, mais comme médicament nervin, sédatif du système nerveux.

La dose employée de préférence a été de 0 gr. 50.

Dans les cas, plus rebelles, il fut donné 1 gramme, une fois même 1 gr. 5o. L'aspirine en suspension dans un peu d'eau produit son effet de 20 à 3o minutes après l'ingestion, en cachets elle le produit environ trois quarts d'heure après.

Lorsqu'il s'agit de migraine revenant périodiquement à des moments bien déterminés, on peut prévenir l'accès en faisant prendre o gr. 5o ou 1 gramme d'aspirine une demi-heure avant son apparition, ou dès que se montrent les symptômes précurseurs.

OBSERVATION I

(Due á l'obligeance du Docteur Gaud)

G... Maurice, 22 ans, étudiant en médecine, souffre depuis longtemps de migraines très fortes. Celles-ci surviennent par séries et arrivent le plus souvent quand le malade a fait pendant un certain temps un exercice violent, est monté à cheval par exemple.

Ces migraines se présentent toujours sous la même forme, d'abord légère sensation de malaise, puis dans une première phase, hémianopsie latérale homonyme droite, ensuite scotome scintillant, perception de flammèches ; enfin, après disparition des phénomènes oculaires, douleurs violentes obligeant le malade au repos absolu.

L'antipyrine prise à la dose de o gr. 5o provoque des vomissements. Pris dans le cours d'une migraine, 1 gramme d'aspirine a calmé les douleurs.

Pris avant le début de la migraine, après être monté à

cheval, un cachet de 1 gramme d'aspirine exerce un effet
préventif, même s'il est pris tout à fait au début de l'accès.

OBSERVATION II

(Due à l'obligeance du Docteur Claret)

C... Alphonse, 22 ans, étudiant en médecine. A une bronchite aiguë, depuis 15 jours, sans fièvre, avec toux, expectoration, râles sibilants et ronflants. Tous les jours à la même heure, vers 11 heures du matin, douleurs sourdes dans la moitié droite de la tête, douleurs lancinantes s'accompagnant de nausées et d'anorexie. Cette céphalée dure toute la journée et devient pulsatile vers le soir.

Le 1er mars 1907, ingestion de 0 gr. 50 d'aspirine à 11 heures du matin. A midi, cessation complète de la migraine.

Le 2 mars, la migraine réapparaît vers 4 heures du soir, 1 gramme d'aspirine à 5 heures, une demi-heure après disparition complète de la douleur.

Le 3 mars. La matinée et l'après-midi se passent sans céphalalgie ; mais vers 8 heures du soir la migraine revient très violente, avec photophobie, nausées. A 8 h. 30 1 gr. 50 d'aspirine. A 9 heures, le malade s'endort d'un sommeil calme.

Le 5 mars, un peu de céphalée au réveil, 0 gr. 50 d'aspirine à 8 heures du matin. A 9 heures le malade n'éprouve plus aucune douleur.

OBSERVATION III

(Due à l'obligeance du Docteur Rasse)

R... André, 21 ans, étudiant en médecine, a eu en décembre 1905 une crise de rhumatisme articulaire aigu, d'une durée de 5 jours. Depuis est sujet à des migraines qui apparaissent régulièrement tous les huit jours et qui durent toute la journée.

Se traite d'abord avec de l'antipyrine, très efficace les deux premières fois, mais qui dans la suite lui occasionne des maux d'estomac et donne peu de résultats appréciables.

Le 18 mars 1907, dans la matinée, céphalée dans la région occipito-frontale droite. Photophobie, nausées, anorexie. Tout travail est absolument impossible. Vers 8 heures, ingestion de 1 gramme d'aspirine en cachet, cessation de tous ces phénomènes au bout de trois quarts d'heure.

Le 26 mars, mêmes symptômes, le malade prend o gr. 5o d'aspirine en suspension dans de l'eau, 20 minutes après disparition de toute douleur.

Depuis, il a été atteint de plusieurs accès de migraine, qui tous ont cédé rapidement à o gr. 5o d'aspirine.

OBSERVATION IV

(Due à l'obligeance du Docteur Blanc)

B... Henri, 22 ans, étudiant en médecine, ressent le 18 mai 1907, vers 10 heures du soir un peu de pesanteur de tête puis une douleur sourde dans la région frontale et la région orbitaire droites. Sensation de picotements dans les yeux, sensations lumineuses. Vertiges. Les douleurs vont toujours en augmentant et aboutissent à une violente céphalie généralisée. Nausées, sans vomissements. A 3 heures du matin le malade prend un cachet de o gr. 5o d'aspirine ; trois quarts d'heure après, les perceptions lumineuses, les nausées et les douleurs ont complètement disparu. Il éprouve une sensation de bien-être et s'endort d'un sommeil profond.

Observation V

(Due à l'obligeance du Docteur Barbier)

B... G... 23 ans, étudiant en médecine, est sujet à des céphalées très vives, s'accompagnant de photophobie et de nausées.

Le 6 juin 1907, ne pouvant se livrer à aucun travail intellectuel par suite d'un de ces accès de migraine, il prend à midi 2 cachets d'aspirine de o gr. 5o chacun à une demi-heure d'intervalle. Une heure après, il ne ressent plus qu'une légère lourdeur de tête et à 2 heures tout trouble à disparu.

Observation VI

(Due à l'obligeance du Docteur Moner)

M... Louis, 24 ans, étudiant en médecine, depuis l'âge de 13 ans est sujet aux migraines. Il supporte mal la quinine ; avec l'antipyrine il n'obtient que peu de résultats.

Le 15 mai 1907, il est atteint d'une violente céphalée siègeant dans la région occipito-frontale droite.

Ingestion de 2 cachets d'aspirine de o gr. 5o, l'un vers 2 heures, l'autre vers 3 heures. A 4 heures les douleurs ont complètement disparu.

Le 10 juin 1907, il est pris dès le matin d'une vive céphalée, localisée à gauche. Vers 1 heure la douleur s'accentue encore. A 4 heures il a brusquement des nausées, des vertiges, de la photophobie, il est obligé de se coucher.
A 6 heures, ingestion de o gr. 5o d'aspirine. Pas d'amélioration notable. Vers 7 heures, il absorbe de nouveau o gr. 5o d'aspirine, un quart d'heure après les nausées disparaissent et la céphalée diminue. A 8 heures il prend un troisième cachet de o gr. 5o d'aspirine. A 9 heures il est complètement rétabli.

Il est à remarquer que le malade atteint d'hyperchlorhydrie souffre souvent de l'estomac, mais que néanmoins, il a parfaitement bien toléré l'aspirine.

Observation VII

(Observation due à l'obligeance du Docteur Baverey)

B... Auguste, 24 ans, étudiant en médecine, le 19 juin 1907, à 11 heures du soir après un sommeil lourd d'une demi-heure se réveille avec une sensation de malaise et a quelques troubles visuels, des éclairs devant les yeux. Il s'établit bientôt dans la région sus-orbitaire et dans toute la partie gauche de la face une douleur, qui de sourde au début devient vive et lancinante. Puis les troubles visuels disparaissent, mais le malade a des nausées. L'état reste stationnaire jusqu'à 2 heures du matin. A ce moment le malade prend un cachet de o gr. 5o d'aspirine. Les douleurs et les nausées diminuent rapidement et une demi-heure après ont complètement disparu.

OBSERVATION VIII (*Personnelle*)

R... Louis, 40 ans, est sujet aux migraines depuis l'âge de 22 ans.

Le 25 mars 1907 il se sent la tête lourde ; puis une douleur sourde apparait dans la région orbitaire droite, cette douleur va en augmentant d'intensité et gagne la région frontale. Elle s'accompagne de nausées et de vertiges. La face présente une grande pâleur. Le malade prend o gr. 5o d'aspirine, les douleurs et les autres phénomènes diminuent notablement mais ne cessent d'une façon définitive qu'après une nouvelle ingestion de o gr. 5o d'aspirine.

Le 3o mars 1907 il a un nouvel accès semblable au précédent. Il prend 1 gramme d'aspirine en suspension dans de l'eau, une demi-heure après il est complètement rétabli.

OBSERVATION IX (*personnelle*)

C... Andrée, 32 ans, souffre depuis trois jours de violentes céphalées siègeant au niveau des régions temporale et frontale droites et survenant chaque matin vers 11 heures.

Le 12 avril 1907 ingestion au cours de l'accès de o gr. 5o d'aspirine en suspension dans un peu d'eau, au bout de 20 minutes la douleur a complètement disparu.

Le 13 avril la malade prend o gr. 5o d'aspirine dans de l'eau une demi-heure avant le début habituel de l'accès. Ce jour-là elle ne ressent qu'un peu de lourdeur de tête.

Le 14 avril, le traitement préventif n'est pas fait, l'accès se produit. Il est d'ailleurs bientôt enrayé par o gr. 5o d'aspirine.

Observation X (*personnelle*)

P... Albert, 28 ans, depuis l'âge de 20 ans souffre fréquemment de violentes migraines.

Le 9 juin 1907 apparition de l'un de ces accès. Subitement perception de flammèches, de gerbe d'étincelles, une douleur s'établit au niveau des régions orbitaire et frontale gauches. Cette douleur s'irradie ensuite dans la moitié correspondante de la tête. En même temps le malade est pris de nausées et de vertiges. Il ne peut supporter le moindre bruit. La face est très pâle. Il prend alors 1 gramme d'aspirine dans un peu d'eau, et une demi-heure après, tous ces phénomènes ont complètement disparu.

Le 15 et le 24 juin, nouveaux accès, en tous points semblables au précédent. Les 2 fois le malade prend 1 gramme d'aspirine avec le même succès que le 9 juin.

Nous arrêterons là cette série d'observations. Nous ajouterons seulement que dans 24 cas de migraine nous avons fait prendre de l'aspirine 21 fois ce médicament eut une rapide et entière efficacité et jamais il ne donna lieu à des phénomènes d'intolérance gastrique. Avec de pareils résultats il nous semble qu'il est permis de considérer l'aspirine comme l'un des meilleurs antimigraineux.

III

L'Aspirine dans la Chorée

Besançon et Paulesco furent les premiers, en 1901, à utiliser l'aspirine dans le traitement de la chorée. La première guérison qu'ils obtinrent fut tout à fait fortuite. Voici du reste en quels termes ils relatent ce cas dans le « Journal de Médecine Interne » :

« Une fillette atteinte de chorée intense se plaignait de douleurs articulaires. Nous lui administrons de l'aspirine, médicament qui nous avait donné d'excellents résultats dans les fluxions articulaires et, en particulier, dans celles du rhumatisme aigu. Trois ou quatre jours plus tard, les douleurs avaient disparu ; mais en même temps, nous constatons que les mouvements désordonnés avaient complètement cessé. Ce résultat inespéré ne manqua pas d'attirer notre attention, d'autant plus que, jusque là, les salicylates que nous avions employés à plusieurs reprises dans la chorée, ne nous avaient pas donné des effets semblables. » Ils prescrivirent alors de l'aspirine dans un certain nombre d'autres cas de chorée, et ils eurent toujours le même succès.

Dans la suite, l'efficacité de l'aspirine dans le traitement de la chorée fut constatée par Dresch, en France, par Görges et Kobrak, en Allemagne, par Willamson et Burnet, en Angleterre, et par Germoning, en Autriche. En Italie Baglioni relatait en 1905 un très beau cas de chorée guérie par l'aspirine, et après lui Gavina et

Valtorta, Massalongo et Zambelli publiaient plusieurs observations de choréiques traités et guéris par l'aspirine. Mais tous ces auteurs n'ont vu dans l'aspirine qu'un traitement étiologique, et par suite n'ont prescrit ce médicament que dans les cas de chorée d'origine rhumatismale.

Au mois de juin 1906 dans le service de M. le Professeur Pic se présentait une jeune fille atteinte de chorée d'origine nettement hystérique. Traitée par l'aspirine cette jeune fille fut complètement guérie en quelques jours. Depuis, M. le Professeur Pic donna ce médicament dans plusieurs cas de chorée, d'origine hystérique ou non. Les résultats furent toujours excellents.

Cette efficacité de l'aspirine dans la chorée hystérique montre que son action dans la chorée est la même que dans la migraine. Là encore, elle agit non pas comme traitement étiologique, mais en tant que médicament sédatif du système nerveux, en tant que nervin.

———

OBSERVATION I

(Service de M. le Professeur Pic, à l'Hôtel-Dieu)
Chorée avec syndrome hystérique fruste
ayant débuté brusquement à la suite d'une émotion

D... Suzanne, 15 ans, domestique. Entre le 27 juin 1906 aux 3ᵉ femmes, lit n° 49.

Père et mère morts d'affection inconnue de la malade. Un frère mort en bas âge.

Comme antécédents personnels on ne relève que des convulsions dans l'enfance. Jamais de crise de rhumatisme articulaire aigu. Première atteinte de chorée, il y a un an et demi, survenu à la suite de chagrins (mort de sa mère).

En décembre 1905, grand ébranlement nerveux causé par une frayeur.

Il y a un mois et demi, nouvelles émotions, à la suite desquelles apparaissent une deuxième fois des mouvements choréiques, qui vont en s'accentuant. Mouvements choréiformes généralisés, très intenses, portant sur les deux côtés du corps, avec légère prédominance à gauche et sur les extrémités des membres. La tête et le tronc présentent également des mouvements involontaires. Si on lui fait tirer la langue, on la voit animée de quelques mouvements de propulsion et de rétraction. Au niveau des pieds on constate des mouvements athétosiques passagers.

Les réflexes tendineux sont plus marqués à droite qu'à gauche. Les réflexes cutanés sont impossibles à préciser par suite des mouvements incessants.

Pas de troubles de la sensibilité, sauf un léger degré d'ovarie.

Enfin on note une grande mobilité du caractère et des impressions.

Rien à signaler du côté du cœur, ni du côté des appareils respiratoire et digestif.

Ni sucre, ni albumine dans les urines.

Traitement. — M. le professeur Pic prescrit 3 cachets de o gr. 5o d'aspirine par jour. Au bout de 8 jours, le 3 juillet la malade sort complètement guérie.

Observation II

(Due à l'obligeance de M. le Professeur Pic)
Chorée molle d'origine hystérique

M^llc^ S..., de Montceau-les-Mines, 25 ans. Père alcoolique. Mère morte probablement de tuberculose, une sœur phtisique, vivante. A la suite de surmenage et d'émotions, elle présente brusquement de la parésie des membres inférieurs avec quelques mouvements involontaires du côté de la face et des mains, des phénomènes d'anorexie nerveuse et des troubles respiratoires consistant en une toux quinteuse, coqueluchoïde, incessante, fatigante par sa fréquente répétition, s'accompagnant d'une expuition parfois mousseuse, mais parfois aussi sanguinolente, ayant les caractères de l'hémosialémèse. La malade mise dans une maison de santé incommode ses voisins par sa toux qui persiste même pendant la nuit, et les inquiète par suite de l'idée qu'ils se font d'une tuberculose en activité chez cette jeune fille. Aussi après avoir essayé inutilement les antispasmodiques habituels, tels que bromure, valériane, bornéol, M. le Professeur Pic a-t-il l'idée d'utiliser les propriétés antispasmodiques de l'aspirine et ordonne en juillet 1907 1 gr. 5o d'aspirine en 3 cachets par 24 heures. Dès le lendemain les gardes-malades et l'entourage accusent spontanément une grande amélioration dans l'état de la malade. Au bout de quelques jours de cette médication les phénomènes choréiques, parésie, mouvements involontaires, toux, disparaissent complètement. Trois mois après M. le Professeur Pic constate l'apparition d'une hémiplégie hystérique, mais aucun des troubles choréiques ne reparait.

Observation III

(Due à l'obligeance de M. le Professeur Pic)
Chorée d'origine rhumatismale

Mlle X..., 15 ans.

Père alcoolique. Mère obèse, un peu nerveuse. Pas de frère,
ni de sœur.

Toujours bien portante, sauf rougeole dans l'enfance,
lorsque à l'âge de 8 ans rhumatisme articulaire aigu généralisé. Deuxième atteinte subaiguë 1 an après, pendant la
convalescence elle présente pour la première fois des mouvements anormaux, qui prennent très rapidement l'aspect
caractéristique des mouvements à grande amplitude de la
chorée de Sydenham.

Un traitement reconstituant par les arsenicaux améliore
la malade, mais néanmoins 1 an après en 1904, lorsque M.
le Professeur Pic voit pour la première fois la malade, il
subsiste des mouvements de petite amplitude au niveau
des muscles des lèvres, du pied et de la main du côté droit ;
ces mouvements rendent la démarche sautillante et l'écriture
impossible. Aucun signe d'endocardite, aucun stigmate
d'hystérie. La malade est soumise à un traitement par l'antipyrine, puis par les arsenicaux, qui amènent une amélioration ; mais plusieurs rechutes sont observées en 1905, en
1906 et au printemps 1907. A cette dernière date M. le Professeur Pic prescrit pour la première fois l'aspirine à la dose
de o gr. 60 par jour, 1 mois après il revoit la malade et
constate que les mouvements anormaux ont complètement
disparu, depuis on n'a pas eu de rechute à constater.

OBSERVATION IV

(Service de M. le Professeur Lannois à St-Pothin)
(Due à l'obligeance du Docteur Millet
Chorée d'origine rhumatismale.

V..., Rose, 14 ans, se présente le 9 février 1907 à la consultation de M. le Professeur Lannois.

Père rhumatisant. Mère en bonne santé. Une sœur de la mère atteinte de chorée, vers l'âge de 12 ans. Dans les antécédents personnels on relève une rougeole à 3 ans. Une crise de rhumatisme articulaire aigu à 13 ans.

Il y a 6 mois début de l'affection actuelle. L'enfant habitait chez sa grand'mère, eut peur à la mort de celle-ci, raconte la mère, et depuis fut prise de mouvements choréiques. A cette époque elle eut une nouvelle crise de rhumatisme articulaire aigu. Les mouvements choréiques commencèrent à droite, puis 2 mois après ils cessèrent de ce côté et apparurent à gauche. Actuellement on constate que les mouvements involontaires débutent par la main gauche, il est impossible à la malade de tenir un objet, puis ces mouvements gagnent l'épaule ; ensuite la face devient grimaçante, la malade ouvre et ferme la bouche, tire la langue, tourne la tête à gauche, et enfin des mouvements apparaissent à la jambe gauche. Par instants la démarche est vacillante. Depuis 3 semaines la parole est gênée.

Pas de troubles du côté de la sensibilité, ni du côté des organes des sens.

Depuis le début de l'affection la malade est inattentive et facilement irritable.

Au cœur, symptômes d'insuffisance mitrale.

Ni sucre, ni albumine dans les urines.

Traitement. — Il y a 2 mois la malade a pris X gouttes de liqueur de Fowler par jour. Pas de résultat.

Puis on lui a fait des lotions d'eau froide. Aucun résultat.

M. le Professeur Lannois prescrit 40 cachets d'aspirine de o gr. 5o, 3 par jour. Au bout de 15 jours, amélioration notable. Au bout d'un mois disparition complète de tout mouvement choréique.

OBSERVATION V

(Service de M. le Profésseur Lépine à l'Hôtel-Dieu)
Chorée d'origine rhumatismale.

D... François, 18 ans, chaudronnier, entre le 10 mars dans la salle Ste-Elisabeth, lit n° 23. Père bien portant. Mère morte d'affection inconnue du malade.

Rougeole dans l'enfance.

Il y a deux mois douleurs articulaires généralisées, sans fièvre apparente, mais qui obligent néanmoins le malade à quitter son travail. Au bout d'u mois les douleurs disparaissent, mais le malade est pris de mouvements involontaires des membres supérieurs surtout.

Actuellement on constate des mouvements choréiques du côté du membre inférieur gauche. On note également du tremblement des paupières. Les réflexes rotuliens sont normaux.

Anesthésie pharyngée. Pas d'anesthésie cornéenne. Du côté du cœur : pointe dans le 5ᵉ espace intercostal, plus près du sternum que du mamelon, frémissement systolique léger à la palpation ; à la base ébauche inconstante de dédoublement du deuxième bruit. Pas d'albumine.

Traitement. — M. le Professeur Pic, remplaçant M. le Professeur Lépine, prescrit 3 cachets de o gr. 5o d'aspirine *pro die*.

Le malade sort le 1er avril complètement guéri.

CONCLUSIONS

I. L'aspirine, obtenue en faisant agir l'anhydride acétique sur l'acide salicylique :

a) Ne se décompose pas dans l'estomac et n'irrite pas la muqueuse gastrique ;

b) S'élimine plus lentement que le salicylate de soude ;

c) Ne déprime pas le cœur ;

d) Favorise la diurèse et la diaphorèse ;

e) Modère les contractions des muscles lisses ;

f) Est peu toxique et peu caustique ;

II. L'aspirine, qui n'occasionne ni nausées, ni vertiges, ni bourdonnements d'oreilles, agit :

a) Comme spécifique, dans le rhumatisme articulaire aigu ;

b) Comme analgésique, dans la plupart des manifestations douloureuses ;

c) Comme antithermique, dans la fièvre typhoïde, la fièvre des tuberculeux, les affections aiguës de l'appareil respiratoire et surtout dans la grippe ;

d) En gynécologie, principalement contre les douleurs du cancer de l'utérus.

III. Contrairement à l'opinion de certains auteurs, l'aspirine n'est pas la pierre de touche du rhumatisme articulaire aigu, car elle est également d'une parfaite efficacité dans les pseudo-rhumatismes infectieux, en particulier dans le rhumatisme scarlatin.

IV. En tant que nervin, l'aspirine donne d'excellents résultats dans la migraine et la chorée, que celle-ci soit d'origine rhumatismale ou hystérique.

V. Elle est contre-indiquée chez les artérioscléreux, et on ne doit l'utiliser qu'avec prudence chez les malades sujets aux hémorragies. L'albuminurie et les cardiopathies ne sont nullement des contre-indications à son emploi.

VI. La dose quotidienne maxima est de 3 grammes pour les adultes, de 1 gramme pour les enfants.

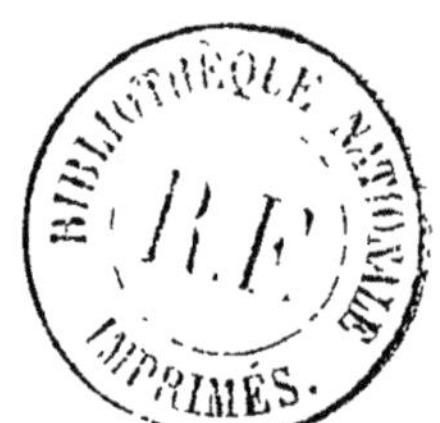

BIBLIOGRAPHIE

Ardin-Delteil. — *Montpellier Médical.* 20 sept. 1903.

G. Baglioni. — *Gazzetta degli Ospedali e della Cliniche.* 1905. N° 91.

Besançon et Paulesco. — *Journal de Médecine interne.* 1901. N° 7.

Breuss. — *Klin. Ther. Wochenschr.* N° 1048.

A. Brunner. — *Klin. Ther. Wochenschr.* 1900. N° 44.

J. Burnet. — *Medical Times Hospital Gazette.* 12 sept. 1905.

J. Burnet- — *The Lancet.* 6 mai s905.

Capitan. — *Médecine moderne.* 11 septembre 1901.

G. Capri. — *La Rassegna medica.* 1900. N° 5.

J. Carré. — *Thèse de Paris.* 1901.

Chidichimo. — *Annali di Obstitricia e Ginecologia.* 4 avril 1905.

Chidichimo. — *Therapeutische Monatshefte.* août 1906.

Combemale et Petit. — *Echo méd. du Nord.* 7 oct. 1901.

Comby. — *Bull. de la Soc. Méd. des Hôp. de Paris.* 25 oct. 1900.

W.-M. Crofton. — *Semaine Médicale.* 26 juin 1907.

Dengel et Zimmermann. — *Berl. Klin. Wochenschr.* N° 27. 1900.

Dresch. — *Bull. général de la Thérapeutique.* 20 juil. 1903.

Dreser. — *Arch. f. d. Ges. Physiol.* vol. 76. 1899.

Filippi. — *La Clinica moderna.* N° 9. 1900.

Fischer. — *Archives internationales de Laryngologie.* août 1905.

Floeckinger. — *The Med. News.* 18 nov. 1899.

Friedeberg. — *Centralbl. f. inn. Med.* W° 15, 1900.

Gavina et Valtorta. — *La Ferroterapia e terapia Generale.* oct. 1905.

Gazert. — *Deutsch. Arch. f. Klin. Med.* W. 7. 1900.

Genglaire. *Thèse de Paris.* 1902.

Germoning. *Pharmak und Therapeut. Rundschau.* 26 mars 1905.

Gödberg. — *Deutsch. Med. Zeitring.* N° 8. 1900:

Godschaw. — *Med. progress.* Mars 1900.

Gorges. — *Berl. Klin. Wochensch.* 11 août 1902.

Grawitz. — *Wien. Med. Presse.* 1900.

Grawitz. — *Deutsche Aerzte-zeitung.* Mars 1900.

Habermann. — *Deutsch. Med. Nochensch.* N° 8. 1900.

HALLÉ JEAN et WEILL-HALLÉ. — *Bull. de la Soc. de Pédiatrie*. Décemb. 1906.

HIRTZ et SALOMON. — *Bull. général de Thérapeutique*. 1901. p. 890.

IMPENS. — *Journ. de Méd. de Bruxelles*. 18 janv. 1900.

KETLY. — *Die Heilkunde*. Octobre 1899.

KOBRAK. — *Centralbl. f. d ges. Therapie*. Mai 1903.

KOHN. — *Die Med. Woche*. N° 23. 1900.

KROPIL. — *Allg. Wien. Med. Zeitung*. 17 juil. 1900.

LEHMANN. — *Therapie der Gegenwart*. Avril 1900.

G. LEMIÈRE. — *La Pratique journalière*. Mars, avril, mai 1902.

LENGYEL. — *Die Heilkunde*. Août 1900.

LIESAU. — *Deutsch. Med. Wochenschr*. 24 mai 1900.

LIRON. — *Thèse de Paris*. 1990,

MANASSE. — *Ther. Monatshefte*. Mai 1900.

MARTINET. — *La Presse médicale*, 2 nov. 1907.

MASSALONGO et ZAMBELLI. — *Gazzetta degli Ospedali e delle Cliniche*. N° 9. 1906.

MASUR. — *Inaug. Diss*. Fribourg 1900.

MAURIZI. — *Archives d'Ophtalmologie*. 1903. .

F. MERKEL. — *Arch. f. Klin. Medizin*. N°ˢ 1-4. 1905.

VON NOORDEN. — *Deutsch. Praxis*. N° 11. 1901.

NUSCH. — *Münch Med Wochenschr*. N° 12. 1901.

PECHARMANT. — *Soc. de Neurologie*. 8 nov. 1901.

POULAWSKI. — *Gazette des Hôpitaux*, 15 avril 1905.

RÉNON et LATRON. — *Bull. de la Soc. Méd. des Hôp. de Paris*. 23 juin 1900,

RÉNON et LATRON. — *Revue de Thérapeutique*. 1900.

RÉNON. — *Bull. de la Soc. Méd. des Hôp. de Paris*. 25 sept. 1900.

ROELIG. — *Deutsch. Med. Wochenschr*. Sept. 1899.

RUHNEMANN. — *Therapie der Gegenwart*. Mars 1900.

SCHEDSMIDT. — *The New Albany Med Herald*. Fév. 1908.

SCHMEICHLER. — *Wiener Med. Wochenschr*. Sept. 1899.

SEIFERT. — *Pharmak, und Therapeut. Rundschau*. N° 9. 1905.

LUIS SERRATE. — *Los nuevos Remedios*. N° 20. 1899.

LUIS SERRATE. — *Wien. Klin. Rundschau*. N° 14. 1900.

VALENTIN. — *Deutsche Aerzte-Zeitung*. 15 oct. 1900.

R. WEIL, — *Allg. Med. Centralzeitung*. N° 4. 1900.

A. WEISS. — *Die Heilkunde*. Mai 1900.

WICHERKIEWICZ. — *Wochenschr. f. Ther. und Hyg. des duges*. N° 6. 1900.

R.-T. WILLIAMSON. — *The Lancet*. 22 août 1903.

WITTHAUER. — *Die Heilkunde*. 1 avril 1899.

WITTHAUER. — *Therap. Monatchefte*. 1900.

WOLFBERG. — *Annales de Merck*. 1899.

WOLFBERG. — *Wochenschr. f. Ther. and Hyg des Auges*. 17 août 1899.

WOHLGEMUTH. — *Therap. Monathefte*. 5 mai 1899.

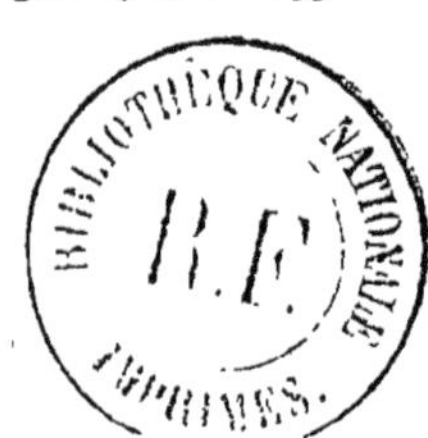

TABLE DES MATIÈRES

VALENCE, IMPR. DUCROS ET LOMBARD.

www.ingramcontent.com/pod-product-compliance
Ingram Content Group UK Ltd.
Pitfield, Milton Keynes, MK11 3LW, UK
UKHW020033100726
13658UKWH00003B/1295